CONTRIBUTION A L'ÉTUDE

DU

TRAITEMENT DU PNEUMOTHORAX TUBERCULEUX

SPÉCIALEMENT DES PLEURÉSIES SEPTIQUES OU PUTRIDES

QUI PEUVENT L'ACCOMPAGNER

PAR

Le D' Paul LÉGER

DE L'UNIVERSITÉ DE PARIS
ANCIEN PROSECTEUR DE L'ÉCOLE DE MÉDECINE DE CAEN
LAURÉAT DE L'ÉCOLE DE MÉDECINE (1892-1893 CONCOURS LE SAUVAGE)
EX-EXTERNE DES HOPITAUX DE PARIS
MÉDAILLE DE BRONZE DE L'ASSISTANCE PUBLIQUE

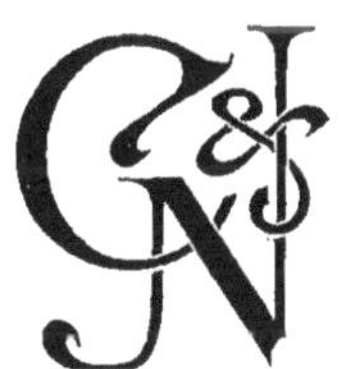

PARIS

GEORGES CARRÉ ET C. NAUD, ÉDITEURS

3, RUE RACINE, 3

—

1898

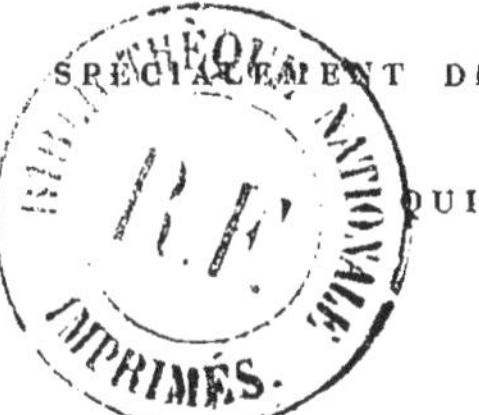

A LA MÉMOIRE

DE MES GRANDS-PARENTS ET DE MA SŒUR

A MON PÈRE LE DOCTEUR LÉGER

QUI SERA TOUJOURS POUR MOI LE MODÈLE DU DEVOIR ET DE
L'HONNÊTETÉ MÉDICALE

.

A MA MÈRE

Témoignage de profond amour filial.

A MA GRAND'MÈRE

MEIS ET AMICIS

CONTRIBUTION A L'ÉTUDE

DU

TRAITEMENT DU PNEUMOTHORAX TUBERCULEUX

SPÉCIALEMENT DES PLEURÉSIES SEPTIQUES OU PUTRIDES

QUI PEUVENT L'ACCOMPAGNER

PAR

Le Dᵣ Paul LÉGER

DE L'UNIVERSITÉ DE PARIS
ANCIEN PROSECTEUR DE L'ÉCOLE DE MÉDECINE DE CAEN
LAURÉAT DE L'ÉCOLE DE MÉDECINE (1892-1893 CONCOURS LE SAUVAGE)
EX-EXTERNE DES HOPITAUX DE PARIS
MÉDAILLE DE BRONZE DE L'ASSISTANCE PUBLIQUE

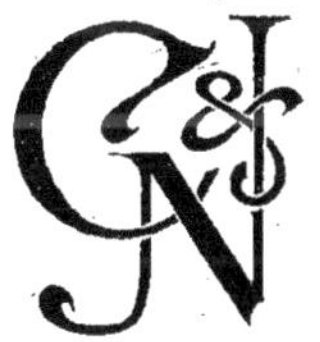

PARIS

Georges CARRÉ et C. NAUD, Éditeurs

3, RUE RACINE, 3

—

1898

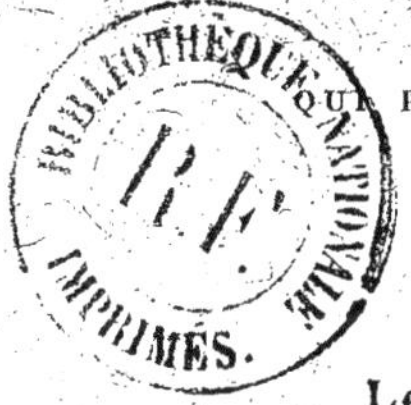

A MES MAITRES DANS LES HOPITAUX DE PARIS

A MON MAITRE

M. LE PROFESSEUR TILLAUX

PROFESSEUR DE CLINIQUE CHIRURGICALE
MEMBRE DE L'ACADÉMIE DE MÉDECINE
COMMANDEUR DE LA LÉGION D'HONNEUR

A MON MAITRE

M. LE DOCTEUR FERNET

MÉDECIN DE L'HÔPITAL BEAUJON
AGRÉGÉ DE LA FACULTÉ
MEMBRE DE L'ACADÉMIE DE MÉDECINE
CHEVALIER DE LA LÉGION D'HONNEUR

A MON MAITRE ET PRÉSIDENT DE THÈSE

M. LE PROFESSEUR POTAIN

MEMBRE DE L'ACADÉMIE DE MÉDECINE ET DE L'ACADÉMIE DES SCIENCES

OFFICIER DE LA LÉGION D'HONNEUR

AVANT-PROPOS

C'est un devoir doux à remplir que d'exprimer, au début de notre thèse, notre reconnaissance aux maîtres qui nous ont dirigé durant nos études médicales. D'abord à nos maîtres dans les hôpitaux de Paris. Nous remercions vivement M. le Pr Tillaux chez qui nous avons eu l'honneur de passer une année d'externat, de la bienveillance avec laquelle il nous a toujours accueilli, et de ses leçons si précieuses pour le diagnostic chirurgical. Nous exprimons notre profonde gratitude à M. le Dr Fernet, médecin de l'hôpital Beaujon, dans le service duquel nous venons de terminer notre 3e année d'externat, pour la sympathie qu'il a toujours bien voulu nous témoigner, et les excellents conseils qu'il nous a toujours prodigués.

Que MM. les Drs de Beurmann, Comby, Walther, Rieffel dont nous avons eu l'honneur d'être l'externe, reçoivent nos sincères remercîments.

Nous adressons ensuite à nos maîtres de Caen l'expression de notre profonde reconnaissance. A MM. les Drs Auvray et Barette, qui nous ont facilité le début de nos études médicales et ne nous ont pas ménagé leurs témoignages d'affection. A MM. les Drs Gidon, Fayel, Vigot, que nous avons été heureux d'avoir comme maîtres à l'amphithéâtre pendant notre année de prosectorat.

Les noms de nos autres maîtres MM. les Drs Guillet, Moutier, Noury, Gosselin, Osmont resteront toujours présents à notre mémoire.

M. le Pr Potain dont nous avons eu l'honneur d'être l'élève, a bien voulu accepter la présidence de notre thèse.

Nous lui offrons l'expression de notre gratitude et l'assurance de notre profond respect.

INTRODUCTION

Pendant notre 3ᵉ année d'externat chez notre maître,
le Dʳ Fernet, nous avons eu l'occasion de l'entendre souvent exposer ses idées sur le pneumothorax, tuberculeux
et spécialement sur les complications qui peuvent l'accompagner et leur traitement. Nous le remercions vivement
d'avoir bien voulu nous inspirer le sujet de notre thèse
inaugurale et d'avoir mis à notre disposition des documents,
et principalement son importante communication à l'Académie dans laquelle il a relaté le cas d'un malade atteint
d'un pneumothorax tuberculeux ; chez ce malade, il a pu
suivre les phases de la maladie pendant deux années con-
sécutives et les résultats heureux du traitement. Nous
avons pu observer récemment plusieurs cas de pneumothorax bacillaire qui nous ont inspiré quelques réflexions
au point de vue du traitement.

Nous nous occuperons simplement du pneumothorax
tuberculeux, laissant de côté l'épanchement gazeux des
grands emphysémateux, des emphysémateux latents, par
effort, etc., autant de formes si bien décrites par M. Gal-

liard (1) dans son livre sur le pneumothorax, et parmi lesquelles certaines sont facilement curables. Le pneumothorax tuberculeux est le plus fréquent en pratique.

Itard (2), Laënnec proclamaient déjà le rôle prépondérant de la tuberculose dans la genèse du pneumothorax.

Sur 130 cas de pneumothorax, Saussier (3) trouve la tuberculose 81 fois.

West indique la proportion de 90 pour 100. C'est contre lui, en outre, que viennent souvent se briser les efforts thérapeutiques. La même réflexion s'applique, du reste, aux pneumothorax consécutifs à d'autres lésions pulmonaires, telles que la gangrène.

Nous insisterons peu sur le traitement du pneumothorax pur. Il est simple ; la question de la thoracentèse d'urgence devra cependant être étudiée. Et puis est-il si fréquent ?

Rilliet et Barthez citent plusieurs cas de pneumothorax sans liquide chez des enfants tuberculeux ; il est vrai qu'ils ne donnent pas de détails cliniques.

Laënnec donne une observation de pneumothorax pur : les surfaces pulmonaires diaphragmatique et costale de la plèvre, dit-il, étaient plus sèches qu'à l'état normal.

Rühle admet que le pneumothorax pur peut être le premier signe de la tuberculose.

Güttmann a vu chez un phtisique un pneumothorax

---

(1) GALLIARD. *Biblioth.*, CHARCOT-DEBOVE.
(2) ITARD. *Thèse*, Paris, 1803.
(3) SAUSSIER. *Thèse*, Paris, 1841.

droit se résorber au bout d'un certain temps sans épanchement liquide.

Culmann (1) publie un fait probant en faveur de l'absence d'épanchement.

Schroëker parle d'un pneumothorax gauche tuberculeux. Après 11 semaines, le gaz s'était résorbé sans exsudat.

Le liquide peut passer inaperçu. Nous avons observé (observation VII) pendant plusieurs mois un jeune homme manifestement tuberculeux, ayant un pneumothorax total. Les signes physiques avaient toujours démontré l'existence d'un épanchement gazeux simple.

L'autopsie a fait constater la présence d'un épanchement liquide en notable quantité.

En somme le pneumothorax pur existe ; mais il n'est pas fréquent. Il a toujours bien des chances pour être accompagné d'un épanchement séreux, séro-purulent ou purulent.

Il résulte de ces considérations que le pronostic du pneumothorax dépend de cette question capitale : la plèvre est-elle infectée ou non ? En effet, elle peut recevoir, en même temps que les gaz épanchés dans sa cavité, des germes qui engendrent une pleurésie septique avec tous les accidents variables qu'elle comporte. D'après M. Netter (2), si le liquide produit est séreux ou séro-purulent, il ne renferme que des bacilles de Koch et donne à la suite

---

(1) *Thèse*, Strasbourg, 1852.
(2) Netter. *Soc. médicale des Hôpitaux*, Paris, déc. 1891.

d'inoculations des résultats positifs. Le liquide du pyopneumothorax renferme, avec le bacille de Koch, d'autres microbes saprogènes ou pyogènes. Pour que le passage à la purulence se fasse, il faut que les microbes saprogènes ou pyogènes s'introduisent dans le liquide de l'hydropneumothorax.

Quoi qu'il en soit, dans le cas où l'air pénètre seul, il ne détermine que des accidents mécaniques variables, suivant l'abondance de l'épanchement, mais contre lequel on peut lutter efficacement. Comme le dit M. Potain (1) : « Le pneumothorax est une maladie qu'il ne faut pas guérir ; elle guérit toute seule : elle n'est pas dangereuse : ce qui est dangereux, ce n'est pas la présence de l'air, mais les complications qui l'accompagnent, la pleurite, qui résulte de la pénétration d'agents septiques dans la plèvre, et la compression inégale et variable exercée sur le cœur par le liquide ».

M. Fernet arrive à la même conclusion ; nous sommes loin de la conception de Béhier qui souhaitait de voir toujours le pneumothorax se compliquer de pleurésie, comptant sur les fausses membranes pour oblitérer la fistule tuberculeuse.

Il y a infection : la réaction est variable suivant le degré de cette infection. On peut n'avoir, par suite de l'effraction de la plèvre, qu'une irritation peu intense, une infection atténuée. Si les agents septiques sont peu abondants, si leur vitalité est faible, on n'a qu'une pleurésie subaiguë ;

---

(1) *Académie de médecine*, 24 avril 1888.

la réaction générale est modérée ; l'épanchement est séro-fibrineux, il peut être même simplement séreux : c'est là la première étape de l'infection.

Remarquons que le mot infection a perdu de son sens, puisque toutes les pleurésies sont maintenant infectieuses. Par infection, dans le cas présent, nous voulons dire septicité, putridité.

Malheureusement, le plus souvent, les agents microbiens et autres sont nombreux, sont doués d'une vitalité et d'une action irritative plus considérable. Ils donnent lieu au second degré de l'infection, c'est-à-dire aux accidents septiques, à l'état typhoïde, et à la production d'une pleurésie septique suraiguë. Ce sont là les deux degrés principaux ; mais entre eux se placent des formes inter-médiaires depuis le pneumothorax simple, ou avec épan-chement séreux. jusqu'au pneumothorax compliqué de pleurésie purulente ou putride.

C'est de ces diverses considérations que nous allons tenter de faire découler certaines indications thérapeu-tiques. Nous passerons en revue successivement le pneu-mothorax pur, l'hydropneumothorax, le pyopneumo-thorax. en insistant principalement sur la nécessité de lutter contre l'infection pure de l'antisepsie pleurale, et sur les moyens dont on peut se servir pour arriver à ce but.

Nous publierons plusieurs observations dans lesquelles l'antisepsie pleurale a été réalisée et a donné de bons résultats.

CHAPITRE I

PNEUMOTHORAX PUR

Le traitement est simple et connu de tout le monde.
Dès le début, il faut lutter contre les symptômes drama-
tiques de l'asphyxie, instituer un traitement d'urgence.
D'abord combattre la dyspnée par les moyens médicaux,
des révulsifs (ventouses, sinapismes) ou bien la saignée,
les ventouses scarifiées. Les inhalations d'oxygène sont
toujours indiquées et soulagent parfois beaucoup le patient.
Le pneumothorax débute par une douleur très violente,
syncopale, contre laquelle il faut lutter par des injections
de morphine. On peut faire simultanément des injections
de caféine pour soutenir le cœur.

En dehors de ces moyens palliatifs, il n'y a rien à faire :
l'air aseptique est inoffensif pour la plèvre ; on peut l'y
laisser. M. Potain a mis ce fait en lumière, et a employé
des injections intra-pleurales d'air stérilisé dans le traitement de certains épanchements consécutifs au pneumothorax. Il a obtenu ainsi de beaux résultats, et a guéri un
tuberculeux au troisième degré. Nous y reviendrons à
l'hydropneumothorax.

Y a-t-il un traitement chirurgical du pneumothorax

pur? Béhier (1) considérait la thoracentèse comme inutile, et abandonnait les malades à leur triste sort. Telle n'est pas l'opinion de la plupart des auteurs récents. Il existe en effet une thoracentèse d'urgence subordonnée à des indications spéciales.

Son utilité. — C'est précisément chez les phtisiques principalement qu'il faut se décider ; car ils sont souvent emportés rapidement. Si on consulte la statistique de West (2), 167 cas de pneumothorax sont cités dont 21 personnels. La mortalité est d'environ 70 pour 100. Elle est surtout élevée dans les premiers jours de la maladie ; presque la moitié de ces malades meurent les premières semaines. Sur 74 cas dont la durée était connue, 60 pour 100 moururent le premier mois, 87 pour 100 les deux premiers mois. L'arrêt soudain de la respiration et de la circulation, la suffocation sont les causes les plus fréquentes de la mort.

Une autre statistique de West porte exclusivement sur le pneumothorax tuberculeux. Sur 47 phtisiques emportés par cette affection, 1 a succombé au bout de 20 heures, 1 au bout de 30 heures, 2 en quelques heures. Il y a donc une thoracentèse d'urgence.

Ses indications. — 1° Il faut se baser sur l'intensité de la dyspnée. Le traitement médical a été institué ; on a

___

(1) Béhier. Conférence de Clinique médicale, 1861-1862.
(2) *The Lancet.* 8 et 15 mai 1897 (*Revue de Pathologie*, 20 mars 1898).

Léger.

2

eu recours à tous les moyens palliatifs, et malgré cela la dyspnée ne se calme pas, l'anxiété est vive; les yeux sont saillants, hagards, une sueur froide couvre la face; il y a cyanose du nez et des lèvres. Devant ce tableau symptomatique, après échec du traitement médical, il faut intervenir chirurgicalement;

2° Il est nécessaire de se baser sur l'examen de la poitrine, et surtout sur l'état du poumon du côté opposé. S'il est sain, on peut ne pas ponctionner, et attendre les événements;

3° Faut-il s'occuper de la question de côté? Quelques auteurs ont considéré le pneumothorax gauche comme plus grave à cause du refoulement du cœur. M. Galliard (1) attache peu d'importance à cette considération au point de vue des indications opératoires;

4° Elle semble indiquée dans les cas où la tension des gaz intra-pleuraux dépasse la pression atmosphérique. Cette condition est réalisée dans le pneumothorax dit à soupape. Dans cette variété, les fausses membranes forment, au niveau de l'orifice pulmonaire, une sorte de repli, de valvule. L'air s'accumule pendant l'inspiration à cause de l'ouverture de la valvule, il ne peut être chassé par l'expiration et existe là sous une pression considérable. Pour certains auteurs il faut invoquer un mécanisme inverse; l'air s'accumulerait pendant l'expiration, et ne pourrait être chassé pendant l'inspiration.

Pour reconnaître le pneumothorax à soupape, le seul

------

(1) GALLIARD. *Soc. médicale des Hôpitaux*, 1894.

procédé rigoureux est la mensuration manométrique :
mais il faut pour cela que la thoracentèse soit admise. Il
existe des signes indiqués par Galliard sur lesquels on peut
se baser ; ce sont le tympanisme exagéré, la suppression
complète de vibrations, l'asphyxie et la syncope immi-
nentes. Il semble que devant ces symptômes, on doive
intervenir. En revanche, il semble inutile d'agir dans un
pneumothorax ouvert, puisque l'air affluera pour remplacer celui que la ponction aura soustrait. Il semble dangereux de ponctionner un pneumothorax fermé dont la
cicatrice peut se rompre (1).

Objections. — La thoracentèse est susceptible de
donner lieu à des complications, qui sont l'emphysème
sous-cutané au voisinage de la piqûre et l'expectoration
albumineuse ; cette dernière est rare ; elle est signalée dans
un cas de Troisier. L'emphysème peut être spontané ; il a
existé dans 6 cas ; 3 fois chez des tuberculeux. Galliard a
observé un cas authentique d'emphysème sous-cutané généralisé, consécutif à la ponction du pneumothorax.

Il s'agissait d'un homme de 44 ans, chez lequel était
survenu un pneumothorax droit tuberculeux.

Les symptômes fonctionnels s'aggravèrent rapidement,
faisant penser à un pneumothorax à soupape. La thoracentèse fut pratiquée 53 heures après l'accès de dyspnée
initial. A la fin de l'opération on constata l'existence d'un
emphysème sous-cutané, généralisé rapidement, dû à l'issue

(1) Macqret. *Thèse*, Paris.

de l'air par la plaie pleurale. 2 heures plus tard l'asphyxie nécessita la thoracotomie. Mort le 9° jour.

Cette complication s'explique aisément. La tension intra-pleurale, un moment abaissée par la thoracentèse, ne tarde pas à devenir supérieure à la pression atmosphérique. Un courant tend à s'établir entre la cavité pleurale et l'extérieur ; l'air s'infiltre dans les orifices perméables du tissu cellulaire (1). C'est une complication redoutable, mais heureusement exceptionnelle ; aussi sa crainte ne doit-elle pas détourner de la thoracentèse. Si elle survient, dès que l'on constate la crépitation gazeuse, il faut pratiquer la thoracotomie.

Manuel opératoire. — On peut se servir de tous les instruments, depuis les plus fines aiguilles jusqu'aux volumineux trocarts, tel que le trocart à hydrocèle. Le mieux est de se servir de l'aiguille n° 2 de Dieulafoy ou de Potain. Si l'on se sert d'un trocart, le mettre en communication avec l'aspirateur Potain, ou boucher l'orifice du trocart pendant les inspirations. L'opération se pratique de préférence dans le 6°, 7° ou 8° espace intercostal.

Dans le cas de pneumothorax à soupape, on a préconisé la canule à demeure qui a donné de bons résultats ; on la laisse tant que le pneumothorax à soupape ne s'est pas transformé en pneumothorax fermé ; notion qu'on peut acquérir par la mensuration manométrique et par la composition des gaz.

---

(3) GRÉSILLON, *Thèse*, Paris, 1895.

Objections. — La canule à demeure est difficile à maintenir en place : mais surtout elle expose à la suppuration de la plèvre ; on peut éviter cette complication en se conformant aux règles de l'asepsie : il est nécessaire de munir la canule d'un appareil de filtration irréprochable. Orlebad a imaginé une canule munie d'une valvule.

CHAPITRE II

HYDROPNEUMOTHORAX

D'après ce que nous avons dit dans l'introduction, il y a plusieurs cas à considérer, suivant le degré de l'infection.

A. — Prenons celui dans lequel les symptômes revêtent le caractère suivant ; les signes physiques, d'une part, dénotent que l'épanchement est peu abondant ; la zone de matité est peu élevée ; les vibrations ne sont pas complètement abolies ; d'autre part, les symptômes généraux montrent que le liquide épanché n'a aucun caractère sérieusement infectieux. Dans ces circonstances il n'y a qu'à pratiquer l'expectation attentive. Mais si le liquide n'a pas de tendance à la résorption, s'il augmente de quantité, de façon à amener des troubles fonctionnels graves, il faut intervenir par la thoracentèse simple ou par la thoracentèse suivie d'injection d'air stérilisé, suivant le procédé de M. Potain.

Thoracentèse simple. — Indications de la thoracentèse.

Elle ne doit pas être pratiquée au hasard, et il est nécessaire d'en établir, autant que possible, les indications.

Il est des cas où il faut savoir attendre ; l'hydropneumothorax tuberculeux est susceptible de guérir par oblitération de la fistule. Woillez, Béhier, Bernheim ont eu dans
plusieurs circonstances à se louer de l'expectation.

Il ne faut intervenir que si l'on a la main forcée par
l'intensité de la dyspnée et de la douleur.

Une fois l'intervention décidée, il faut vider avec lenteur, et n'enlever que peu de liquide si on soupçonne
l'existence d'une oblitération récente de la fistule. Le moment où la fistule s'oblitère est excessivement variable. On
peut cependant se baser sur certains signes (1) pour l'affir-
mer ou mieux la deviner.

a) Régression des signes physiques propres au pneumothorax ; ce fait prouve surtout qu'il n'y a plus de gaz
dans la séreuse.

b) Certains auteurs (Beau (2), Castelnau, Woillez) pen-
saient que la présence du tintement métallique était une
preuve de la non-oblitération de la fistule. Pour Béhier (3),
qui a fait des expériences à ce sujet, l'air contenu dans la
plèvre agit comme caisse de résonance, et la disparition
du tintement métallique n'est pas absolument pathogno-
monique de l'oblitération.

4° Pour M. Galliard les procédés rigoureux sont les
indications manométriques, l'étude de la composition des
gaz, et surtout l'examen méthodique de la poitrine après
la ponction. Ils nécessitent la thoracentèse préalable et ne

---

(1) Lieutaud. *Thèse*, Paris, 1898.
(2) Beau. *Archives de médecine*, 1841.
(3) Béhier. Cliniques de La Pitié, 1861-1862.

peuvent par suite nous servir à en déterminer les indications.

5° M. Béclère (1) a eu l'idée d'employer les rayons Rœntgen, et, dans un cas, il a pu voir le volume du poumon, sa forme, ses dimensions, sa situation exacte dans la cavité thoracique.

« La méthode de Rœntgen, dans l'hydropneumo-
« thorax permet de voir l'épanchement et d'en mesurer
« les variations ; elle permet de voir le poumon, sa situa-
« tion, sa forme, son volume, et indirectement de dia-
« gnostiquer de bonne heure la cicatrisation des perfora-
« tions pulmonaires, avant que le poumon ait pris contact
« avec la paroi thoracique, avant que l'auscultation l'ait
« révélé ».

La thoracentèse bien pratiquée, avec lenteur, par la méthode aspiratrice donne de bons résultats, comme dans les cas de Chalmer's, de Chauffard, de Desnos, de Troisier. Desnos a traité et guéri un hydropneumothorax par des ponctions simples, successives.

Nous publions (observation VI) le cas de M. Troisier ; il s'agit d'un hydropneumothorax tuberculeux, traité par la thoracentèse, et guéri au bout de 2 mois, après une seule ponction.

2° Thoracentèse suivie du procédé Potain.

Dans l'observation relatée par M. Potain à l'Académie

---

(1) BÉCLÈRE. *Soc. médicale des Hôpitaux*, Paris, 11 juin 1897.

de médecine, le 24 avril 1888, il s'agissait d'un tuberculeux au 3ᵉ degré, atteint d'un pneumothorax avec épanchement pleural atteignant la fosse sous-épineuse. Il a fait
ressortir les inconvénients de la thoracentèse dans ces conditions, et les dangers auxquels on s'expose si on extrait
la totalité du liquide. Si la fistule est encore ouverte, l'air
pénètre dans la cavité pleurale, et on en revient au même
point où l'on en était au moment où s'est produit le pneumothorax. Si la cicatrisation est imparfaite, elle se rompt ;
et si la déchirure est très grande, elle pourra donner issue,
vers la cavité pleurale, à quelques portions de détritus purulent contenu dans la caverne. La conséquence forcée est
la transformation purulente.

M. Potain n'est pas très partisan des évacuations par-
tielles ; parce que, dit-il, on soumet le poumon à des alter-
natives de retrait et d'expansion. Il se résolut à remplacer
le liquide par de l'air dépouillé des germes nuisibles qu'il
contient, c'est-à-dire de l'air stérilisé préalablement. Nous
ne décrirons pas la technique de l'opération, qui fut pratiquée trois mois après le début de l'affection, et qui fut
répétée pendant les cinq mois qui suivirent. La pression
laissée dans la plèvre après chaque opération était réglée à
— 7 millimètres. Toute trace d'épanchement avait disparu,
34 jours après la dernière opération.

M. Potain cite trois autres cas de pneumothorax, d'ori-
gine tuberculeuse, ayant été traités par cette méthode. Tous
trois ont été guéris, et même, chez deux d'entre eux, les
lésions de la tuberculose ont manifestement rétrocédé.

On voit les résultats heureux fournis par la méthode
des injections d'air stérilisé. « Il n'y a pas lieu de trans-

« former le pneumothorax en hydrothorax, mais plutôt
« d'obtenir la transformation inverse. Le pneumothorax
« paraît modifier l'état des phtisiques dans un sens favo-
« rable. L'air permet au poumon de s'affaisser, et le main-
« tient immobile ». Malheureusement le dispositif en est
un peu compliqué, et assez difficile à mettre en usage dans
la pratique.

B. — Dans un autre cas, les symptômes généraux sont
très marqués ; la fièvre élevée avait une tendance au type
rémittent. Le pouls est fréquent. Il y a en somme des accidents infectieux notables. C'est contre la septicémie
pleurale qu'il faut lutter ; c'est là le point capital. Dans ces
cas, les remèdes généraux échouent ; c'est à l'antisepsie
locale qu'il faut s'adresser. Pourquoi en effet ne pas agir
sur la plèvre par des antiseptiques, comme on agit sur
d'autres régions également infectées ?

Il faut pour cela suivre une technique spéciale et employer certaines substances, en insistant surtout sur celles
que nous avons vu expérimenter ; nous la passerons en
revue.

M. Fernet a exposé en détail, à la *Société médicale des
Hôpitaux*, en 1890, les méthodes que l'on doit mettre en
pratique ; elles sont au nombre de deux : les injections et
les lavages.

I. *Injections.* — Cette méthode consiste à injecter
dans la cavité pleurale une substance antiseptique destinée
à stériliser l'épanchement sans l'évacuer, et à renouveler
ces injections jusqu'à ce que le liquide soit devenu stérile
ou indifférent. Cette méthode a été employée par Bou-

chard, Renaut, Moizard. M. Fernet la considère surtout comme s'appliquant aux infections pleurales à leur début ou très atténuées.

II. *Lavages.* — La seconde consiste à évacuer le liquide infectieux, puis à laver la poche avec un liquide antiseptique à demeure (1) (Aran, Baëlz, Juhel-Rénoy, Sevestre). Cette méthode a une action plus énergique et doit forcément réaliser une antisepsie supérieure à la précédente.

Étudions ensuite les divers antiseptiques qui peuvent être employés en insistant sur les plus en faveur.

a) *Le sublimé* a réuni beaucoup de suffrages ; c'est en effet le meilleur antiseptique ; M. Renaut (2) (de Lyon) a songé à substituer à la méthode de M. Potain, exigeant un dispositif un peu compliqué, celle des injections intrapleurales de liqueur de Van Sweeten, à l'aide de la seringue de Pravaz simplement.

Il est parti de ce fait expérimental : un embryon de mouton, abandonné dans une soucoupe, sous une simple cloche dans son liquide amniotique, ayant subi une addition de Van Sweeten, se conserve aisément inaltéré pendant très longtemps. Renaut est arrivé à maintenir, à l'état de sérosité citrine, pendant 20 jours un épanchement consécutif à un pneumothorax déterminé par la rupture, dans la plèvre, d'une série de cavernules sous-pleurales, à contenu franchement purulent. Chez ce malade, il fit une ponction

---

(1) Fernet. *Soc. médicale des Hôpitaux*, 1890.
(2) Renaut. *Gaz. médicale*, 9 juin 1888.

avec la seringue de Pravaz, et retira un liquide citrin. Laissant la canule en place, il fit une injection de 3 seringues (3 centim. cubes) de van Sweeten ; 3 jours après 5, seringues ; 7 jours après, 8 seringues. Pendant tout ce laps de temps, le liquide a été maintenu dépourvu de toute purulence. Le processus était en voie de clôture ; malheureusement un pneumothorax du côté opposé est venu terminer la scène.

M. Fernet a aussi obtenu de bons résultats avec le sublimé ; dans plusieurs cas, en peu de temps, tous les phénomènes d'infection générale ont disparu. Le sublimé réunirait de nombreux suffrages, si sa toxicité n'était pas redoutée. D'après M. Netter cependant elle n'est pas à craindre, si on a la précaution, après le lavage, de rincer la cavité avec de l'eau bouillie aseptique.

Le sublimé doit être employé au 2 pour 1000.

b) *Le naphtol* est plus efficace (Fernet). Sa grande valeur thérapeutique a été mise en évidence par Bouchard (1). Son grand avantage, d'après cet auteur, c'est de se précipiter dans la plèvre à l'état de poudre presque insoluble, et, en demeurant dans la cavité morbide, d'agir comme un antiseptique permanent dans l'intervalle des ponctions.

« L'antisepsie des cavités séreuses me semble pouvoir
« être rapprochée de celle du tube digestif, et requérir
« l'emploi des antiseptiques insolubles ».

Le naphtol peut être employé en solution si on veut

---

(1) Thérapeutique des maladies infectieuses.

le laisser séjourner dans la cavité pleurale sous forme d'eau naphtolée saturée. Dans l'observation I, des lavages consécutifs à chaque ponction ont été faits avec l'eau naphtolée, 3 fois du 9 au 20 janvier. Les quantités injectées ont été successivement de 700, 300 et 250 grammes. A chaque fois, on a noté une amélioration croissante dans les signes physiques et généraux, jusqu'à la 3ᵉ intervention après laquelle le malade est sorti en bonne voie de guérison.

En revanche, le traitement de la fistule consécutive à l'empyème, par l'eau boriquée sursaturée de naphtol, ou par le naphtol camphré, ne donne pas de résultat appréciable (observations I, VIII).

c) *L'iode* est une des substances les plus employées par les partisans des lavages pleuraux (Fernet, Moizard). M. Moizard l'a expérimenté dans deux observations communiquées à la *Société médicale des Hôpitaux* de 1888, il a obtenu de bons résultats surtout dans l'un de ces cas (observations III, IV). Se trouvant en présence de septicémie pleurale, il résolut de la combattre par une petite quantité du mélange suivant :

Teinture d'iode. . . . . . . ⎫	Parties
Alcool à 60°. . . . . ⎬	
Iodure de potassium à 1 pour 10. . ⎭	égales.

Il a choisi l'iode, parce que sa valeur antiseptique est nettement établie, et surtout parce qu'il pensait que sa volatilisation lente dans la cavité pleurale pourrait avoir une action favorable sur les lésions tuberculeuses de la plèvre.

L'action de l'iode sur le bacille de Koch a été étudiée,

mais la question n'est pas complètement élucidée. Cependant voici résumées les recherches et expériences faites dans ce but. Lajoue (1), après avoir mélangé des crachats tuberculeux à des solutions d'iode, obtient des inoculations positives.

Schill et Fisher ont employé l'iode en solution alcoolique et en vapeurs ; ils ont eu, dans les deux cas, des résultats négatifs avec des crachats tuberculeux, desséchés, positifs avec des crachats frais, non desséchés.

D'autres auteurs ont expérimenté avec des cultures.

Pillatte (2) a empêché, par des doses massives d'iode, le développement du bacille tuberculeux.

Au contraire, Villemin (3), en se servant comme milieux de culture de bouillon de bœuf peptonisé et de gélose, et en mélangeant des cristaux d'iode avec le contenu des tubes, a constaté, l'ensemencement une fois fait, que le développement de la culture n'était pas entravé.

M. Fernet a obtenu de bons résultats avec la formule de M. Moizard, un peu modifiée par la suppression de l'alcool qui serait susceptible d'irriter la plèvre. La voici :

Iode..	1 gramme.
Iodure de potassium..	4 grammes.
Eau filtrée et bouillie.	35 —

La quantité injectée est de 10 grammes en moyenne à chaque fois.

---

(1) Lajoue. *Thèse*, Montpellier, 1884.
(2) *Thèse*, Montpellier, 1885.
(3) *Thèse*, Paris, 1888.

L'injection iodée a donné les résultats suivants dans les observations I et V. Dans la première, trois injections ont été faites, précédées d'une ponction évacuatrice. Après la dernière la fièvre est tombée rapidement, et revenue à la normale dans l'espace de deux jours. L'état général, très mauvais antérieurement, s'est amélioré rapidement. Dans la seconde, il y a eu diminution de la température et des symptômes généraux ; l'amélioration n'a été que passagère.

On a reproché à l'iode la production d'accidents toxiques, de phénomènes d'iodisme. M. Moizard ne les a jamais observés, aucun de ses malades n'a accusé le goût de l'iodure de potassium. Dans l'observation I, sur quatre injections iodées pratiquées, quelques phénomènes se sont manifestés à la dernière, consistant en larmoiement et symptômes de coryza. Ils ont disparu rapidement.

Y a-t-il absorption et élimination de l'iode ? M. Moizard a trouvé dans les urines la réaction caractéristique de l'iode pendant trois jours ; mais dans l'observation IV seulement. M. Fernet (observation I) a trouvé la réaction caractéristique de l'iode après chaque intervention : elle ne s'est pas manifestée après 48 heures. Ce qui prouve que l'absorption et l'élimination de l'iode sont rapides.

d) *Le chloral* (Fernet, Comby) a été employé. Nous publions un cas (observation II) dans lequel les résultats immédiats ont été excellents.

L'action sur la température a été très manifeste, comme en témoigne le tracé thermométrique. La quantité injectée dans ce cas était de 40 grammes d'une solution renfermant 1 gramme de chloral. Cette substance, recherchée dans le liquide d'une ponction faite ultérieurement, par un procédé chimique indiqué à l'observation, n'a pas été retrouvée.

e) *Le crésyl* a été préconisé par Laveran, à cause de son peu de toxicité et de son action prolongée.

f) *Le chlorure de zinc* a été préconisé par Juhel-Rénay qui a fait des injections de 1 gramme de solution de chlorure de zinc à 1 pour 10. Il recommandait de faire incliner le sujet du côté malade, pour amener le mélange du chlorure avec le liquide épanché. Dans 3 cas, il a obtenu une guérison définitive; il s'agissait de pleurésies purulentes simples.

Remarque. — La plupart de ces antiseptiques ont été préconisés par leurs partisans, dans le traitement des pleurésies purulentes simples. Mais on peut assimiler le traitement de ces dernières à celui des épanchements mixtes, puisque dans les deux cas il s'agit toujours de combattre l'infection.

Histoire de la Méthode et Objections qui lui ont été faites.

Aran (1853) eut l'idée d'associer l'injection iodée à la ponction simple avec le trocart de Reybard. Il abandonna le liquide dans la cavité pleurale.

Hérard (1872) fit une tentative analogue pour une pleurésie purulente.

Baëlz (1880) employa une solution de thymol à 1 pour 1000.

Bouveret (1888) se montre l'adversaire des injections pleurales et fait diverses objections.

Objections. — D'abord l'antisepsie est incertaine; de plus des complications sont à redouter, telles que les intoxications, ou des phlegmons de la paroi, des accidents nerveux (syncope). Pour éviter ces complications il faut agir avec beaucoup de soin, employer une méthode antiseptique rigoureuse et surveiller en même temps l'état général, l'hygiène du malade. Il ne faut pas tenter les ponctions suivies d'injections pendant plus de 2 à 4 semaines, Il faut enfin, après chaque intervention, bien observer les modifications de l'état général. Si elle a été favorable, la fièvre doit cesser complètement.

Pour certains auteurs (Galliard), les injections ou lavages empêchent l'oblitération de la fistule. Il faut, autant que possible, se baser sur les signes précédemment indiqués pour savoir si l'orifice est en voie d'oblitération. Pour d'autres encore, il faudrait attendre l'oblitération complète, afin de ne pas avoir d'intoxication (cas de Pinault).

En résumé, la méthode des injections et lavages de la plèvre est discutée; et elle est loin d'être infaillible. Elle donne parfois de bons résultats immédiats que nous avons tenu à publier. Elle permet de lutter avantageusement contre les phénomènes de septicité pleurale, d'empêcher la transformation de l'hydropneumothorax en pyopneumothorax (cas de Renaut). Une fois ce dernier déclaré, la méthode devient infidèle, et il faut s'adresser, comme nous allons le voir, au traitement vraiment chirurgical, la pleurotomie.

CHAPITRE III

PYOPNEUMOTHORAX

Nous arrivons aux cas où l'infection pleurale entraîne des accidents de septicémie redoutables. Dans ces circonstances la pleurésie accompagnée d'un épanchement purulent ou putride donne lieu à des symptômes généraux graves. La fièvre est élevée, rémittente ; le malade est dans un état plus ou moins cachectique, le teint pâle, terreux ; ou bien il est très abattu, prostré : c'est l'état typhoïde. Parfois il rejette par la bouche des flots de matière purulente : c'est la vomique. Localement on constate les signes d'un épanchement mixte ; au niveau de la paroi thoracique, il peut exister un œdème.

Le pyopneumothorax est parfois localisé ; il relève d'un épanchement gazeux partiel. Les signes locaux sont limités, circonscrits à la poche purulente.

Ce que nous avons dit à propos de l'hydropneumothorax en ce qui concerne l'antisepsie pleurale peut être appliqué ici. Il est permis d'essayer les ponctions suivies d'injections et de lavages. Bouveret pense que cette méthode fait perdre du temps, conduit à la pleurotomie tardive. Pour d'autres auteurs, cette même méthode et la pleurotomie se com-

plètent. « La ponction évacuatrice suivie d'injection antiseptique, d'une part, et la pleurotomie antiseptique, d'autre
part, ne sont que deux procédés d'une même méthode
thérapeutique qui consiste à évacuer le contenu de la plèvre
et combattre l'infection du foyer morbide » (Fernet). Les
injections et lavages sont surtout indiqués dans le cas de
pyopneumothorax circonscrit, ou dans les cas où le foyer
serait inaccessible à la pleurotomie.

Donc, lorsque l'emploi des antiseptiques n'aura donné
que des résultats insuffisants, il faudra recourir à l'empyème. Mais cette intervention doit être subordonnée à
certaines indications qu'il est nécessaire d'établir.

D'abord est-ce une bonne opération? Quels sont les
résultats obtenus avec le pyopneumothorax tuberculeux?

Leyden (1) a cité, en 1890, deux cas de pyopneumothorax chez des phtisiques traités par la pleurotomie et la
résection des côtes et qui ont guéri avec persistance d'une
fistule, laquelle durait depuis deux ans au moment de la
publication de l'auteur. Deux autres opérés ne furent pas
améliorés.

Guttmann a obtenu un succès sur trois opérations.
Le malade n'est mort qu'au bout de 5 ans.

Richardière (2) a cité le cas d'un malade, suivi pendant
cinq ans, qui a guéri avec une fistule persistante.

Merklen (3) a observé quatre malades : il avait, chez
trois de ces malades, cherché à combattre par des ponctions

---

(1) GALLIARD. *Biblioth.* CHARCOT-DEBOVE.
(2) *Soc. méd. des Hôpitaux*, 1891.
(3) *Idem.*

suivies de lavages à l'eau naphtolée ou au sublimé, les phénomènes d'infection, au lieu de recourir à la pleurotomie, condamnée par de nombreux auteurs. Cette pratique a complètement échoué chez les trois sujets ; aussi a-t-il tenté l'opération de l'empyème chez un quatrième malade atteint de pyopneumothorax récent et au début d'une tuberculose du poumon (observation **VIII**). Le malade a guéri avec une fistule, il est vrai ; mais elle est en quelque sorte inévitable et peu curable, comme nous le verrons.

Objections faites à l'empyème.

1° Certains auteurs ont prétendu que cette opération était susceptible de provoquer des poussées aiguës de tuberculose. D'après **M. Galliard**, cette crainte n'est pas justifiée.

2° Il reste toujours après l'opération une fistule. C'est un reproche sérieux ; car elle est d'un traitement difficile, et les nombreux procédés préconisés échouent généralement. Mais cet inconvénient ne doit-il pas être négligé, en présence de la nécessité de combattre les phénomènes infectieux redoutables ?

Dans les observations citées précédemment, les conséquences de l'intervention ont toujours été les mêmes.

Avantages de l'empyème.

Ce sont :

1° La suppression de la fièvre ;

2° L'amélioration de l'état général ;

3° L'expansion du poumon du côté opposé.

On peut observer ces résultats dans l'observation I. Dès le lendemain de l'opération, la température était redevenue normale. Quatre semaines après l'opération, la santé générale était excellente ; et le poumon fonctionnait dans les deux tiers supérieurs de la poitrine du côté droit.

L'empyème est une opération en faveur actuellement dans le traitement du pyopneumothorax tuberculeux. Il existe cependant certaines indications qui doivent guider le praticien.

Indications et contre-indications.

a) Il est nécessaire d'abord que les lésions pulmonaires ne soient pas trop profondes ni trop étendues. Il faudra s'assurer que cette condition est remplie, par l'auscultation minutieuse du thorax, par l'examen attentif du malade.

b) Il faut ensuite de préférence que le pneumothorax soit récent. Ce n'est pas une règle absolue ; car, dans le cas de Guttman, il datait d'un an, dans celui de Leyden de 9 mois. M. Merklen pense que, dans les cas douteux, on pourrait, par une thoracentèse préalable, apprécier si le poumon est libre et perméable, et s'il est susceptible de se mettre en contact avec la paroi thoracique.

c) D'après M. Rendu, on peut se baser pour intervenir sur l'état du poumon du côté opposé ; s'il est sain, on peut agir : dans le cas inverse, il est préférable de s'abstenir.

d) L'épaississement de la plèvre et la rigidité des parois, dans le pyopneumothorax ancien, ne semblent pas être une contre-indication : en effet, l'épaississement de la plèvre est difficile à diagnostiquer à l'avance ; de plus, l'altération de la plèvre pulmonaire n'est pas toujours proportionnelle à celle de la plèvre pariétale. Peyrot (1) a constaté, dans plusieurs autopsies de pleurésies purulentes simples, que la première pouvait être peu épaissie, tandis que la seconde l'était beaucoup.

« On ne peut jamais savoir à l'avance dans quelle « mesure le poumon se prêtera à la dilatation après la « pleurotomie ».

e) La débilité, l'état de marasme même du sujet, ne sont pas des contre-indications. Car souvent on a vu se relever, après l'opération, des malades qui semblaient sur le point de mourir.

Manuel opératoire. — Les précautions aseptiques et antiseptiques étant respectées, il faut choisir l'espace où sera pratiquée l'opération. Lorsque le foyer de suppuration est limité, on doit placer l'incision là où les signes physiques et la ponction exploratrice montrent la présence du pus.

Si l'épanchement est généralisé, on peut choisir le lieu de l'incision.

Les opinions sont variables. Pour certains, ce sont le 9°, 10° et même le 11° espace intercostal dans leur partie la plus postérieure.

M. Walther (2) préconise une incision au niveau du

---

(1) PEYROT. *Traité de Chirurgie*, Duplay-Reclus.
(2) *Soc. anatomique*, 9 mars 1888.

8ᵉ espace intercostal, commençant à 4 travers de doigt de l'épine rachidienne.

M. Peyrot recommande d'opérer dans le 6ᵉ ou 7ᵉ espace intercostal, en faisant partir l'incision de la ligne verticale tirée par le sommet de l'aisselle et en la dirigeant en arrière.

Pour pénétrer dans la plèvre, on sectionne simplement l'espace intercostal en rasant avec le bistouri le bord supérieur de la côte. M. Peyrot préfère réséquer un fragment de côte préalablement dépouillé du périoste. Le fragment enlevé, on a sous les yeux la plèvre revêtue du périoste ; on incise.

C'est surtout dans le cas de pyopneumothorax ancien que cette résection devient une nécessité.

Le pus évacué, on introduit dans la plèvre deux gros drains, retenus au dehors par des épingles de sûreté et on applique un large pansement absorbant qui doit être refait dès qu'il commence à être traversé.

Les lavages avec des solutions bien antiseptiques (sublimé, naphtol, eau iodée) sont nécessaires dès le premier moment. Ensuite on se basera sur les indications thermométriques ; chaque fois que le thermomètre marquera au-dessus de 38°, 5, il faudra faire un nouveau lavage.

Traitement de la fistule consécutive à l'Empyème.

Dans tous les cas relevés, il y a toujours eu, consécutivement à l'empyème, production d'une fistule qui a résisté aux efforts thérapeutiques. Dans l'observation I, il restait une fistule conduisant dans une poche pleurale, assez considérable. Des lavages à l'eau iodée (formule précitée) furent d'abord institués par M. Fernet, puis des lavages à l'eau boriquée sursaturée de naphtol. Ces lavages renouvelés souvent pendant plusieurs mois ne donnèrent aucun résultat.

M. Merklen (observation VIII) a traité la fistule par des injections de naphtol camphré faites tous les 8 jours. Ce traitement pratiqué pendant 6 semaines n'a donné aucun résultat appréciable.

On peut avoir recours à d'autres opérations, telle que l'Estlander. Cette opération, préconisée par Létiévant (de Lyon), puis par Estlander (1877) qui le premier pratiqua l'opération dans un but thorascoplastique, consiste dans la résection sous-périostée d'une étendue plus ou moins considérable de côtes. Les côtes, une fois dépouillées de leur périoste, sont sectionnées avec une pince coupante. Après la résection, on draine la fistule pleurale avec un grand soin. Cette opération échoue lorsque le poumon est refoulé le long de la colonne vertébrale. Elle ne suffit pas à donner à la paroi thoracique une mobilité suffisante pour qu'elle aille rejoindre la surface pulmonaire. On a fait des résections sur une grande longueur, ce qui n'est pas sans exposer le malade; mieux vaudrait alors s'y prendre en plusieurs fois (Championnière).

L'Estlander a été pratiqué après la pleurotomie chez le malade de l'observation I. Le trajet fistuleux, malgré cette intervention, a persisté.

Dans le but d'obtenir la mobilisation de la paroi, M. Quénu a réséqué 5 à 6 côtes sur une petite étendue,

2 centimètres environ suivant 2 lignes verticales. D'où production d'un volet mobile qui, dans le cas de M. Quénu, s'affaissa bien.

Enfin citons l'opération de Max Schede qui a réséqué toute la paroi thoracique, sauf les parties superficielles.

OBSERVATION I

(Communiquée par M. le Dr FERNET.)

Le nommé Hippolyte, cocher de fiacre, âgé de 30 ans, entre le 17 mai salle Monneret, pour des troubles dépendant d'un pneumothorax du côté droit. Les antécédents héréditaires sont nuls. Comme antécédents personnels, il n'a jamais fait de maladie sérieuse, jusqu'au début de l'affection actuelle qui remonte à 3 mois. A cette époque, il s'est mis à tousser ; l'appétit diminua, il commença à maigrir : à différentes reprises, il eut des sueurs nocturnes. Jamais d'hémoptysies. Il y a 8 jours, à la suite d'une chute, il ressentit de violentes douleurs sur les côtés du thorax et à l'épigastre ; en outre une forte dyspnée. Il est obligé de suspendre son travail, mais les symptômes se maintiennent et le privent de sommeil. Il se décide à entrer à l'hopital. Ce qui frappe, c'est l'oppression ; le visage est pâle, les traits tirés, la physionomie anxieuse. Il se plaint encore de son point de côté. A l'examen, on constate les signes d'un pneumothorax total de la plève droite sans épanchement de liquide appréciable. Pas de tympanisme ; mais sonorité exagérée, vibrations thoraciques abolies : souffle amphorique énorme qui s'entend de haut en bas, aussi bien en avant qu'en arrière. Pas de succussion hippocratique. Pas de tintement métallique. La manière dont les accidents se sont développés conduit à penser qu'il s'agit de l'ouverture, dans la cavité pleurale d'une lésion tuberculeuse pulmonaire superficielle. L'état du sommet droit échappe, probablement à cause du souffle amphorique qui voile tous les signes qui pourraient exister. A gauche expiration prolongée, mais aucun râle. On ne peut consulter les vibrations de ce côté, au sommet, puisque le côté opposé ne saurait fournir de terme de comparaison.

En outre, on observe un certain nombre de phénomènes généraux qui semblent devoir être rapportés à une infection développée dans la cavité pleurale : fièvre vive, température entre 39° et 40°. Diarrhée, etc...

Traitement. — Inhalations d'oxygène. Potion éthérée. Morphine.

Loin de tomber, la fièvre se maintient les jours suivants entre 39° et 40°. L'oppression et le point de côté persistent. Le 20 mai, la succussion révèle l'existence d'un épanchement liquide; on perçoit également du tintement métallique. Il y a peu de liquide ; car on ne trouve qu'une très faible hauteur de matité. On décide alors d'intervenir plus activement, et de combattre les phénomènes de septicité pleurale par des injections d'eau iodée.

27 mai. — Ponction avec la seringue de Pravaz dans le 5ᵉ espace intercostal. Pas de liquide. On adapte à l'aiguille laissée en place l'aspirateur Potain et on évacue une certaine quantité de gaz. On retire l'aspirateur, et à l'aide de la grande seringue de Pravaz (5 grammes) on injecte en deux fois 10 grammes de la solution suivante :

Iode.	1 gramme	
Iodure de potassium.	4	—
Eau filtrée, distillée et bouillie. .	35	—

Cette solution, simplement aqueuse, ne provoque aucune douleur.

Remarque. — Les urines recueillies 1 heure après l'injection donnent faiblement, par l'amidon et l'acide nitrique, la réaction caractéristique de l'iode. Celles recueillies 5 à 10 heures après l'injection donnent une réaction intense d'un violet noir. Le lendemain elles en contenaient encore ; mais le soir, 32 heures après l'injection, il n'y en avait plus que des traces, et 48 heures après plus du tout.

Dès cette première intervention, le malade se sent mieux ; mais la fièvre persiste. Les signes d'hydropneumothorax persistent.

24 *mai*. — 2ᵉ *Injection*. — La ponction avec la seringue de Pravaz permet de retirer un liquide séreux, verdâtre, un peu louche et peu fibrineux. On adapte l'aspirateur Potain, et on obtient 500 grammes de liquide. On injecte ensuite 15 grammes de la même solution iodée. La recherche dans les urines a donné des résultats absolument identiques à ceux obtenus précédemment.

A la suite de cette seconde injection, la fièvre oscille autour de 38° ; mais à partir du 1ᵉʳ juin, elle atteint de nouveau 39° et au delà.

L'épanchement est moins abondant.

4 *juin*. — 3ᵉ *Injection*. — Après avoir retiré 500 grammes de liquide, on injecte 15 grammes de la solution iodée (Elimination toujours rapide). Fièvre tombée en 2 jours ; la température est presque constamment au-dessous de 38°. L'appétit est revenu, les nuits sont bonnes, et le malade demande à sortir de l'hôpital ; le 1ᵉʳ juillet il part pour Vincennes.

6 mois plus tard (7 janvier), le malade qui n'avait pas été perdu de vue rentre à l'hôpital, et ici commence une 2ᵉ phase dans l'évolution de sa maladie. Il est en apparence bien portant ; il a beaucoup engraissé, et a repris son dur métier de cocher de fiacre. Cependant il se plaint d'être constamment oppressé ; à l'examen, on constate que le côté droit est maintenant rempli de liquide jusqu'en haut. Voussure énorme de ce côté. Cœur dévié. Vibrations thoraciques abolies. Pas de succussion hippocratique, les signes du pneumothorax ont presque complètement disparu.

9 *janvier*. — Devant cette situation, intervention décidée.

Ponction sur la ligne axillaire et aspiration de 1,400 grammes de liquide purulent, blanchâtre, puis injection intra-pleurale de 700 grammes d'eau naphtolée saturée qu'on laisse dans la poitrine. A la fin de l'aspiration, accès de toux et d'oppression ; tout se calme à mesure qu'on remplace le liquide de l'épanchement par le liquide de l'injection naphtolée. Le séro-pus examiné au microscope ne renferme que de très rares globules blancs et des granulations libres, qui résultent de la dégénérescence et de la fonte des leucocytes.

Amélioration sensible.

12 *janvier*. — Évacuation de 400 grammes de liquide blanchâtre, opaque, et injection de 300 grammes d'eau naphtolée saturée. Le malade n'a absolument rien ressenti. Nouvelle amélioration plus sensible que la première fois. L'oppression a cessé : la voussure a disparu ; et les signes physiques indiquent que le poumon a repris une certaine expansion. Bruit respiratoire dans la fosse sus-épineuse et dans les deux tiers supérieurs de la fosse sous-épineuse.

20 *janvier*. — *Troisième et dernière intervention*. — Aspiration de 700 grammes de liquide trouble et louche, suivie de l'injection de 250 grammes d'eau naphtolée. Les jours suivants plus de dyspnée ; bruit respiratoire en avant jusque dans le troisième espace intercostal ; en arrière jusque dans les deux tiers de la fosse sous-épineuse. On ne trouve plus d'épanchement que dans le quart inférieur de la plèvre droite en arrière. État général excellent : le malade sort de l'hôpital le 28 janvier.

Remarque. — Pendant tout ce séjour d'un mois, les températures prises régulièrement ont toujours été normales. Pas le moindre accès de fièvre à l'occasion des trois interventions. La plèvre était donc peu infectée ; et peut-être des ponctions simples auraient-elles suffi. M. Fernet pense que, dans ce cas, il était avantageux de remplacer le séro-pus de la plèvre, qui n'avait aucune tendance à la résorption par un liquide antiseptique. On a ainsi des chances de modifier la pleurésie et de favoriser l'expansion progressive du poumon. Ce procédé est en somme analogue à celui qu'a employé M. Potain dans un cas identique en se servant d'air aseptique.

Mais malheureusement survint une troisième phase de la maladie. Le malade rentre à l'hôpital le 4 février. Depuis 2 ou 3 jours, il a perdu l'appétit et a ressenti de la fièvre. T. 39°. Toux quinteuse. Signes de pneumothorax avec épanchement liquide peu abondant, mais en outre signes de bronchite généralisée. Le diagnostic de grippe fut porté. Les jours suivants, les râles de bronchite diminuèrent; mais les signes du pneumothorax restèrent stationnaires ainsi que la fièvre.

15 *février*. — Toux fréquente. Petites vomiques constituées par du pus jaunâtre, mal lié, d'odeur fade; à chaque fois deux ou trois crachoirs. L'examen bactériologique ne décèle pas de bacilles de Koch. La fièvre est rémittente avec accès vespéraux. On pensa que le malade était atteint de grippe depuis une douzaine de jours et que, sous cette influence, l'épanchement pleural était devenu purulent.

La pleurotomie fut décidée.

24 *février*. — Pratiquée par M. Th. Auger. Anesthésie locale avec la cocaïne. Incision dans le huitième espace intercostal droit, dans une étendue de 5 à 6 centimètres. Aussitôt la plèvre pariétale incisée, projection par la plaie de 2 litres de liquide purulent. Lavage de la plèvre avec l'eau boriquée tiède.

25 *février*. — T. 37°. L'expectoration cesse complètement.

Les jours suivants, température normale. Pas de lavages puisque la septicité pleurale semble avoir disparu.

Les pansements antiseptiques furent renouvelés lorsqu'ils étaient traversés par les sécrétions pleurales.

13 *mars*. — Un des deux gros drains (7 à 8 cent.), mis au moment de l'opération, est retiré, l'autre est raccourci.

19 *mars*. — Quatre semaines après l'opération. La santé générale parfaite, et le poumon fonctionnait dans les deux tiers supérieurs de la poitrine du côté droit : mais il restait une fistule communiquant avec une poche pleurale qui fournissait environ un quart de verre de liquide séro-purulent par jour, et dont la capacité, d'après les investigations, pouvait contenir 200 grammes de liquide.

Pour tarir cette poche : lavage à l'eau iodée (formule précitée).

Avec un tube de caoutchouc qui plonge au fond du kyste pleural et est muni d'un entonnoir, nous remplissons la cavité d'eau iodée (200 grammes).

L'eau séjourne une minute dans la plèvre. Sensation de cuisson. On fait changer le malade de position, et le liquide s'écoule. Pendant la nuit quelques phénomènes d'iodisme (coryza, larmoiement) qui disparurent rapidement. Pendant 3 jours, réaction de l'iode dans l'urine.

Traitement identique répété trois fois (25 avril, 9 mai, 6 juin) sans résultat appréciable.

23 *juin*. — Lavages à l'eau boriquée naphtolée sursaturée de naphtol. A 400 grammes de solution saturée d'acide borique et de naphtol, on ajoute 1 gramme de naphtol qu'on tient en suspension en agitant le liquide. La solution fut laissée dans la plèvre pendant 2 ou 3 minutes.

Ces lavages furent renouvelés 7 fois, du 23 juin au 16 juillet, et ne donnèrent pas plus de résultat que les injections iodées.

23 *juillet*. — Opération d'Estlander pratiquée par M. Th. Auger qui enleva des fragments de 4 côtes, formant une ouverture de forme triangulaire. Les suites immédiates de l'opération furent assez bonnes, bien que le malade ait eu un peu de fièvre et du malaise général, et que, pendant une quinzaine de jours, il ait éprouvé de la faiblesse et de l'endolorissement du bras droit. Vers le milieu d'août, santé générale excellente ; mais il persiste

un écoulement séro-purulent par la plaie devenu fistuleuse. Cependant le malade peut quitter l'hôpital et se remettre au travail.

3 novembre. — Santé excellente ; mais il reste une fistule qui fournit une certaine quantité de liquide.

En somme, l'histoire de ce malade peut être divisée en plusieurs épisodes, marquant les différentes étapes parcourues par l'infection pleurale.

1er Épisode. — Hydropneumothorax.

Phénomène infectieux. Injections d'eau iodée. Bon résultat.

2e Épisode. — Pyopneumothorax.

Ponctions aspiratrices suivies d'injections d'eau naphtolée.

Résultats satisfaisants.

3e Épisode. — Grippe. Nouvelle infection pleurale. Empyème.

Bons résultats.

Cependant fistule persistante incurable, malgré l'Estlander.

Ce résumé permet de parcourir rapidement l'histoire intéressante de ce malade. On peut voir que les efforts tentés contre la septicémie pleurale ont été récompensés. Après le 2e épisode, il paraissait guéri, quand une grippe intercurrente est venue ouvrir la scène à nouveau et nécessiter la pleurotomie qui a donné de bons résultats malgré la fistule persistante.

OBSERVATION II

Pneumothorax tuberculeux. Infection pleurale initiale.
Bons effets d'une injection de chloral.

(Observation inédite.)

La nommée A. D. est entrée à l'hôpital Beaujon, dans le service de M. le Dr Fernet, n° 17, salle Gübler, le 21 décembre. Elle présentait les symptômes d'un pneumothorax avec épanchement du côté gauche. La température oscillait entre 37° et 38°. Le 28, la température monte à 39°, le lendemain 40°,4. Une ponction est faite le 30 suivie d'une injection de 40 grammes d'une solution renfermant 1 gramme de chloral.

Les jours suivants, amélioration des symptômes généraux.

31 *décembre.* — T. 38°,4.

1er *janvier.* — T. 38°.

Après quelques oscillations, la température est revenue à 37°,4 le 5 janvier et la température est restée normale les jours suivants. Les signes physiques en même temps se sont modifiés : on entend du bruit vésiculaire même dans la fosse sous-épineuse ; cependant, quand la malade tousse, on perçoit encore une vibration métallique.

15 *janvier.* — Depuis huit jours pas de fièvre, mange et demande à se lever. Du côté gauche en avant : son tympanique vers le troisième ou quatrième espace intercostal. A côté du sternum, souffle tympanique. Cœur sensiblement déplacé ; en arrière à gauche, voussure. A la percussion, des deux côtés, son tympanique et bruit métallique. A droite, sonorité exagérée.

18 *janvier.* — En arrière, à gauche, son hydroaérique remplacé par la matité ; grande faiblesse du bruit respiratoire dans un quart inférieur. Au-dessus, bruit métallique.

22 *janvier.* — Cœur encore déplacé vers le bord droit du

sternum. Dyspnée moindre. L'épanchement gazeux semble diminuer de plus en plus, on entend un bruit respiratoire faible.

8 *février*. — Douleurs sous l'omoplate droite. A l'auscultation, à ce niveau, foyer de râles crépitants gros comme une pièce de 5 francs.

15 *février*. — État général très satisfaisant. En avant à droite, respiration puérile ; à gauche, respiration presque normale.

En arrière à droite. Sonorité normale, respiration puérile avec, dans le sommet, quelques râles sous-crépitants.

A gauche en bas, matité.

Succussion hippocratique. Encore un peu de bruit d'airain. Il paraît probable que le poumon a regagné du terrain et contracté des adhérences. Tout le côté gauche est moins mobile. Un peu de voussure.

9 *mars*. — En avant, quelques râles sous-crépitants sous la clavicule droite, en dehors. Bruit respiratoire faible à gauche.

A gauche. En arrière : sonorité plutôt diminuée à gauche : vibrations thoraciques absentes dans le cinquième inférieur. Bruit respiratoire sensible dans les trois quarts supérieurs.

A droite. Craquements humides dans les 4 travers de doigt supérieurs. Bruit de succussion net à gauche.

12 *mars*. — On décide d'évacuer ce qui reste de liquide par une *ponction* qui donna 600 grammes de liquide séro-purulent ; la ponction était difficile, il fallait enfoncer et retirer plus ou moins le trocart à chaque instant ; on retirait à la fois de l'air et du liquide.

Remarque.—Le chloral fut recherché par M. Fourneau, interne en pharmacie, par le procédé suivant : Deux parts égales du liquide furent faites. On traita la première par deux centimètres cubes d'une solution concentrée de potasse caustique ; on laissa le tout en contact pendant 12 heures. Dans ces conditions, le chloral se dédouble en chloroforme et formiate de potassium.

Le liquide est ensuite traité par de l'acide sulfurique dont l'addition a pour but de neutraliser l'excès de potasse, et d'empêcher le départ des divers composés ammoniacaux qui pourraient se former.

On distille au bain-marie : les albumines diverses sont précipitées. Le ballon est alors retiré et son contenu filtré. Les eaux filtrées sont redistillées ; et on recueille les 20 premiers centimètres cubes qui passent et qui devraient contenir le chloroforme ; mais, on n'en a .pas trouvé de trace. Comme contre épreuve, la deuxième partie du liquide a été additionnée de cinq centigrammes de chloral, et a été traitée comme la première. Les dix premiers centimètres cubes de liquide distillé possédaient l'odeur caractéristique du chloroforme.

A la suite de la ponction, un peu d'amélioration ; la température reste normale, jusqu'au 14 avril.

14 avril. — Dyspnée. T. 39°.

Ponction exploratrice. — Une seringue de 10 centimètres cubes de liquide très purulent. Cultures négatives.

Ponction évacuatrice : nulle, malgré deux tentatives.

La température revint à la normale les jours consécutifs.

6 mai. — Ponction exploratrice: 10 centimètres cubes de liquide très purulent.

Ponction évacuatrice: 5o grammes de liquide.

Mais l'état général empirait depuis quelque temps ; grand amaigrissement ; la mort arriva le 15 mai par cachexie progressive.

Autopsie. — A droite: lésions banales de tuberculose occupant tout le lobe supérieur.

A gauche: deux litres environ de liquide purulent, dans une

cavité occupant la partie antérieure de la plèvre, tandis que le poumon très aplati est refoulé le long de la colonne vertébrale.

Les parois de la cavité sont tapissées d'une épaisse fausse membrane.

La partie postéro-latérale de la cavité pleurale est occupée par des fausses membranes que soulève seulement une aiguille profondément enfoncée au niveau des ponctions blanches faites le 14 avril.

Cette observation est instructive à plusieurs points de vue. Elle nous montre un cas d'infection pleurale initiale amenant des symptômes généraux intenses, puisque la température avait atteint 40°,4. Elle nous montre ensuite les bons effets immédiats de l'injection de chloral, comme en témoigne le tracé thermométrique ci-dessous :

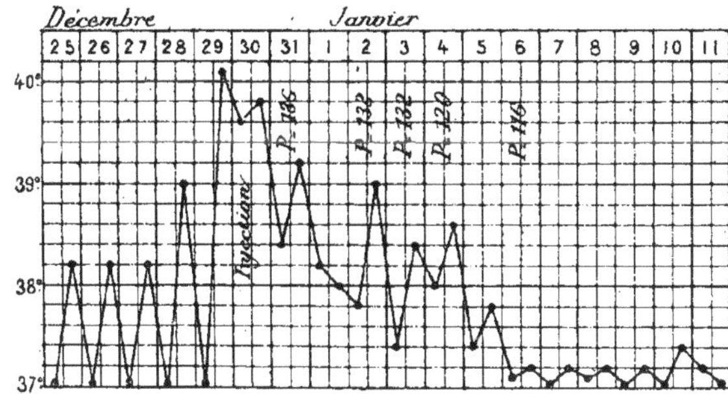

A la suite de l'injection, nous remarquons une reproduction de l'épanchement, mais qui s'est faite avec une grande lenteur.

Enfin, les ponctions infructueuses qui ont été pratiquées témoignent des difficultés que peut présenter la thoracentèse par suite d'erreurs d'interprétation. D'abord les instruments parfois se bouchent, s'obstruent par des fausses membranes, et l'issue du liquide est devenue impossible. Ensuite, le poumon refoulé, ratatiné, amène des modifications dans les signes physiques, telles que la localisation de l'épanchement devient très difficile, et que ce dernier même peut passer inaperçu, comme dans l'observation VII.

OBSERVATION III (résumée).

Lavages à l'eau iodée.

Publiée par M. MOIZARD (*Soc. méd. des Hôp.*, 27 juillet 1888).

Il s'agit d'un malade toussant depuis plusieurs années, ayant maigri beaucoup, et présentant aux deux sommets des signes de ramollissement manifestes.

Entré à l'hôpital le 2 juin 1888, avec les signes d'un pneumothorax droit. Pas de succussion hippocratique.

T. 39°,3 le matin ; 40° le soir.

Les mêmes oscillations de la température se manifestent les jours suivants.

4 juin. — Une injection intra-pleurale est décidée et faite avec de l'eau iodée, selon la formule :

$$\left.\begin{array}{l}\text{Teinture d'iode.}\ \ldots\ \ldots\ \ldots\ \ldots \\ \text{Alcool à 60°.}\ \ldots\ \ldots\ \ldots\ \ldots \\ \text{Iodure de potassium à 1 pour 10.}\end{array}\right\}\ \text{parties égales.}$$

Le soir de l'intervention, la température atteint 39°,5.

5 juin. — La température est à 39°.

Les jours suivants, la température oscilla entre 37°,8 et 38°,5 comme maximum.

Du 6 juin jusqu'au 10 juillet, la situation resta satisfaisante.

A partir du 10 juillet, la situation s'aggrava. L'oppression reparut, due évidemment à une poussée de granulie; car, à gauche, on constatait l'existence de râles crépitants et sous-crépitants nombreux. La fièvre reparut. Le malade succomba asphyxié le 20 juillet.

A l'autopsie, la plèvre droite entièrement épaissie forme une vaste cavité. Dans le cul-de-sac inférieur de la plèvre, on trouve 3oo grammes de pus très épais, de consistance de gelée, qui explique l'absence de succussion pendant la vie du malade.

On a recherché si l'injection iodée n'avait pas laissé de traces, on n'en a trouvé aucune.

A gauche, il existait des granulations attestant la poussée granuleuse dont était mort le malade.

L'effet immédiat de l'injection iodée avait été excellent ; au bout de peu de temps, la température très élevée au début était presque revenue à la normale.

Dans l'observation suivante, la guérison s'est produite.

Observation IV (résumée).

Injection iodée. Guérison.

Publiée par M. Moizard (*Soc. méd. des Hôp.* de 1888).

Homme âgé de 42 ans.

Entré le 16 mai 1888.

Antécédents personnels. — Santé excellente jusqu'en 1887; à cette époque, le malade a eu une bronchite dont il s'est mal remis: depuis il a toussé, a maigri beaucoup.

Le 6 *mai*, il a ressenti dans le côté droit une douleur très vive, une dyspnée intense.

16 *mai*. — A son entrée, l'examen physique démontre les signes classiques d'un hydropneumothorax total du côté droit. L'état général est celui d'un typhique. Le malade a de la diarrhée. Il a du délire.

T. 40°.

23 *mai*. — Une injection intra-pleurale est décidée et faite avec 3o grammes d'eau iodée, suivant le mélange précité.

Le soir même, la température était tombée à 38°.

24 *mai*. — Le lendemain, la température était redevenue normale, et l'état général considérablement amélioré.

La température resta normale matin et soir d'une façon définitive.

21 *juillet*. — Le malade sort en bonne voie de guérison.

OBSERVATION V (personnelle).

Effet d'une injection iodée. Bons effets immédiats.

Le nommé G..., entré le 23 février 1898, dans le service de M. le Dr Fernet.

Age : 35 ans.

Antécédents héréditaires. — Nuls.

Antécédents personnels. — Il tousse depuis 6 mois ; il a maigri beaucoup et accuse des sueurs nocturnes. Pas d'hémoptysie.

Depuis 15 jours, il souffre davantage.

Il y a 4 jours, ll a été pris brusquement dans la nuit par un violent point de côté à droite ; par une dyspnée intense ; depuis, ces symptômes se sont maintenus et il les accuse à son entrée à l'hôpital.

Examen physique. — En avant. A droite, obscurité respiratoire et quelques crépitations au sommet.

A gauche, respiration ample, puérile.

A la percussion, tympanisme.

En arrière. Ampliation du côté droit à l'amplexation et à l'inspection.

Tympanisme dans la moitié inférieure du poumon droit et dans l'aisselle.

Vibrations diminuées à la partie moyenne, conservées en bas.

Absence complète du bruit respiratoire.

Pas de souffle amphorique.

Pas de bruit d'airain.

Pas de tintement métallique.

Recherche de la succussion négative.

Le cœur et le foie ne sont pas déplacés.

Traitement. — Potion à l'acétate d'ammoniaque et à l'éther. Ponction : issue de gaz.

24 *février*. — Le diaphragme fonctionne bien ; mais les côtes ne sont pas soulevées.

Absence de bruit respiratoire à droite.

Pas de râles, ni tintement métallique.

26 *février*. — Dyspnée intense. Symptômes généraux marqués. La température oscille entre 38° et 39°. Signes d'épanchement. Succussion hippocratique.

27 *février*. — Ponction suivie d'injection iodée suivant la formule ordinaire. 20 centimètres cubes.

28 *février*. — Grande amélioration des symptômes généraux. La température oscille, puis redevient peu à peu normale.

Pas de signes fonctionnels ; l'injection n'a occasionné aucune douleur.

1er *mars*. — Mêmes signes d'auscultation. Ponction avec une aiguille plus grosse. Pas d'issue de gaz. Néanmoins soulagement très sensible.

4 *mars*. — Son tympanique sous l'aisselle, dans la partie inférieure droite.

Souffle amphorique.

Voussure peu développée.

Le diaphragme fonctionne moins bien.

5 *mars*. — Amélioration de l'état général.

Le malade s'alimente bien.

7 *mars*. — La température remonte ; le pouls bat à 102.

La sonorité est reparue ; très peu de liquide. Succussion hippocratique.

8 *mars*. — La dyspnée reparaît ; les phénomènes d'asphyxie deviennent imminents et malgré la ponction, le malade succombe le 9 mars.

Observation VI (résumée).

Hydropneumothorax tuberculeux traité par la thoracentèse et guéri au bout de 2 mois.

Troisier (*Soc. méd. des Hôp.*, 11 juin 1897).

Homme âgé de 25 ans.

Antécédents personnels. — A l'âge de 21 ans, pleurésie gauche. Depuis lors, il tousse tous les hivers.

30 *janvier*. — Il est pris subitement d'une douleur syncopale dans le côté gauche, de dyspnée violente.

A l'entrée on constate les signes d'un pneumothorax gauche total.

Pendant quelques jours, le pneumothorax total reste simple ; puis apparaît du liquide qui augmente progressivement.

15 *février*. — La dyspnée est très violente ; l'asphyxie est imminente.

On pratique une ponction de 750 grammes de liquide sérofibrineux.

Les phénomènes asphyxiques s'amendent : le soulagement est presque immédiat.

Le liquide se reproduit le 1er mars ; une 2e ponction de 900 grammes est pratiquée.

Un mois après, la cavité pleurale ne contenait plus ni air ni liquide, la respiration s'entendait dans toute la hauteur du poumon.

D'autres observations de ce genre ont été publiées : nous avons tenu à citer l'observation de M. Troisier, qui est un exemple frappant des résultats excellents qu'on peut obtenir par la thoracentèse dans le traitement de l'hydropneumothorax tuberculeux.

OBSERVATION VII (personnelle).

Le nommé L. L..., 19 ans, imprimeur, est entré le 20 août 1897 dans le service de M. le Dr Fernet, à Beaujon. Depuis quelque temps, à la suite d'un refroidissement, il se plaint de toux violente. Il a maigri rapidement. Pas d'hémoptysie ; pas de sueurs nocturnes. A l'examen physique, on trouve des lésions peu avancées des 2 sommets. L'état est resté stationnaire jusque vers la fin de novembre, époque à laquelle le malade est allé à Vincennes.

Retour le 7 décembre avec les signes d'un pneumothorax pur.

En avant. — Voussure thoracique à droite. Ampliation thoracique moindre dans l'inspiration du même côté.

Sonorité précordiale. Bruits du cœur lointains.

Murmure respiratoire affaibli.

Tintement métallique.

En arrière, à droite. — Respiration amphorique.

Dans la fosse sous-épineuse, crépitations et bruit pulmonaire.

A gauche. — Souffle amphorique très intense. Pas de succussion hippocratique.

Les signes fonctionnels n'ont pas nécessité la thoracentèse d'urgence.

9 *décembre.* — En avant: légère matité en dedans du mamelon droit. A ce niveau choc cardiaque. Bruits du cœur normaux. On les entend jusqu'au mamelon droit.

Ampliation plus grande du côté gauche.

En arrière : Tympanisme.

Pas de matité en bas.

A l'auscultation. Respiration puérile à droite. Souffle amphorique. Bruit d'airain. Bruit de glou-glou, sans doute stomacal.

Les signes fonctionnels augmentent, et la ponction est pratiquée.

Pas de liquide.

Le soir. T. 38°,8.

10 *décembre.* — Les signes fonctionnels s'amendent.

En avant. — Respiration amphorique. Tintement métallique.

En arrière. — Respiration amphorique plus étendue jusqu'en haut.

16 *décembre.* — En avant à droite. Respiration normale. Bruits du cœur éloignés. Cœur déplacé à droite.

En arrière : Sonorité des 2 côtés. Dans la moitié inférieure gauche, souffle amphorique.

Bruit respiratoire en haut.

8 *janvier.* — En avant. Voussure à gauche. Absence de bruit respiratoire en dehors.

En arrière à droite, rien.

Respiration puérile.

A gauche, souffle amphorique dans les deux tiers inférieurs.

État stationnaire.

12 *février.* — Mêmes signes.

État toujours stationnaire. Les signes du pneumothorax disparaissent peu à peu.

17 *mars.* — Plus de souffle amphorique. Mais le malade est très affaibli, très abattu, et accuse quelques signes méningitiques auxquels il succombe.

A *l'autopsie.* — Au sommet droit, granulations, petites masses caséeuses. Base droite, congestion. Poumon gauche, ratatiné contre la colonne vertébrale. Au sommet, adhérences, granulations nombreuses. A la partie moyenne, grande adhérence, dans le voisinage de laquelle nous avons trouvé une petite perforation.

A la partie inférieure, à gauche, nous avons trouvé un épanchement purulent de 1 litre environ, dont l'existence n'avait pas été révélée pendant la vie. La succussion hippocratique n'a jamais été perçue.

Observation VIII (résumée).

Pyopneumothorax. Empyème. Guérison.

Relatée par M. Merklen à la *Soc. méd. des Hôp.* de 1891.

Homme âgé de 28 ans.

Entré le 20 juin.

Par l'ensemble des signes physiques et généraux (fièvre rémittente), on constata l'existence d'un pyopneumothorax chez un tuberculeux avec des lésions peu avancées.

7 *juillet.* — Ponction de 600 grammes.

23 *juillet.* — Ponction de 500 grammes, suivie de lavages à l'eau naphtolée. Amélioration, puis la température remonta.

13 *août.* — Troisième thoracentèse. 800 grammes. Lavage consécutif.

30 *août.* — Empyème par le procédé de Wolther.

Issue de 2 litres de pus.

Lavage avec 2 litres d'eau naphtolée et 2 litres d'eau boriquée.

L'opération a été très bien supportée. Lavages deux jours après.

Amélioration. Le malade prend bonne mine et engraisse.

20 *octobre.* — La fièvre cesse. Le poumon a repris sa place.

La guérison paraît se faire: mais avec persistance d'une fistule broncho-pleuro-cutanée. Celle-ci est traitée par des injections de naphtol camphré faites tous les huit jours.

Ce traitement pratiqué pendant six semaines n'a donné aucun résultat appréciable.

CONCLUSIONS

I. — Le traitement du pneumothorax tuberculeux simple peut n'être que symptomatique.

II. — Le grand danger du pneumothorax réside dans l'infection de la plèvre qui se produit souvent en même temps que le pneumothorax et qui résulte de la pénétration, dans la cavité pleurale, d'agents infectieux provenant de la lésion pulmonaire.

III. — Le traitement varie suivant la gravité des accidents.

a. 1er degré de l'infection. Rien à faire, à moins que la thoracentèse pour évacuer un épanchement abondant ou tenace.

b. 2° degré. Infection plus intense.

On peut mettre en pratique :

1° Les injections
2° Les lavages } avec des liquides antiseptiques.

Diverses substances peuvent être employées ; mais de préférence l'eau iodée, le chloral, le sublimé.

c. Les lavages et injections ne donnent aucun résultat. Recourir à la thoracotomie aussi précoce que possible, si du moins les lésions tuberculeuses ne sont pas trop avancées.

IV. — En résumé, les indications qui précèdent ne diffèrent pas de celles qui sont communes à toutes les pleurésies infectieuses (septiques ou putrides). L'infection pleurale est le point capital : le pneumothorax auquel elle est associée ne fait que réduire les chances de guérison complète.

BIBLIOGRAPHIE

ARTIGALAS-MONTAUBAN. — Du pneumothorax chez les phtisiques et de son traitement. *Thèse,* Paris, 1880.

BARENSPRUNG. — *Presse,* n° 42, 1873.

BECLÈRE. — *Soc. méd. des Hôpitaux de Paris,* 11 juin 1897.

BOUVERET. — *Lyon Médical,* 1888.

CZERNICKI. — Des effets du pneumothorax et de l'épanchement consécutif chez les phtisiques, *Gaz. hebdomadaire,* 1872.

FERNET. — *Bull. de la Soc. médicale des Hôpitaux,* 2 mai 1890; 17 octobre 1890; 22 janvier 1891.

GALLIARD. — Du pneumothorax, *Bibliothèque* Charcot-Debove, *Archives de médecine* (mars et avril 1888)

GRÉSILLON. — *Thèse,* Paris, 1895-96.

HÉRARD. — *Association pour l'avancement des sciences médicales,* 1881.

ITARD. — *Thèse,* Paris, 1803.

JACCOUD. — *Traité de Pathologie interne.*

JEANSELME. — *Manuel de médecine,* Debove et Achard, t. I.

LIEUTAUD. — Étude du pneumothorax et en particulier de sa guérison. *Thèse,* Paris, 1898.

LAJOUE. — *Thèse,* Nancy, 1884.

MERKLEN. — *Soc. médicale des Hôpitaux de Paris,* 1891.

MACQRET. — Traitement d'urgence du pneumothorax par la ponction aspiratrice. *Thèse,* Paris, 1893-94.

MOIZARD. — *Bull. de la Soc. méd des hôp.,* 1888. Pneumothorax et antisepsie pleurale.

NETTER. — *Traité de médecine* Charcot-Bouchard, t. IV ; *Soc. méd. des hôp.*, déc. 1891.

PERNET. — Contribution au traitement du pneumothorax. *Thèse*, Paris, 1878.

PROUST. — Du pneumothorax essentiel. *Thèse*, Paris, 1882.

POTAIN. — *Acad. de méd.*, 24 avril 1888.

— *Bull. méd.*, 1888.

PILLATTE. — *Thèse*, Montpellier, 1885.

POLGUÈRE. — *Thèse*, Paris, 1888.

PINAULT. — *Thèse*, Paris, 1853.

QUÉNU. — *Acad. de méd.*, 1891.

RICHARDIÈRE. — *Soc. méd. des hôp.*, 1891.

RENAUT. — *Gaz. méd.*, 9 juin 1888.

ROUANET. — Recherches sur la guérison du pneumothorax chez les phtisiques. *Thèse*, Paris, 1882-1883.

SAUSSIER. — *Thèse*, Paris, 1841.

SANNÉ. — *Gaz. hebdom.*, 1872, n° 33.

VIEUILLE. — Du pneumothorax et possibilité du pneumothorax sans suppuration de la plèvre. *Thèse*, Paris, 1876.

VILLEMIN. — *Thèse*, 1888.

WEST. — *The Lancet*, 8 et 16 mai 1897.

— *Revue de pathologie*, 20 mars 1898.

WIDAL. — *Dictionnaire* Dechambre.

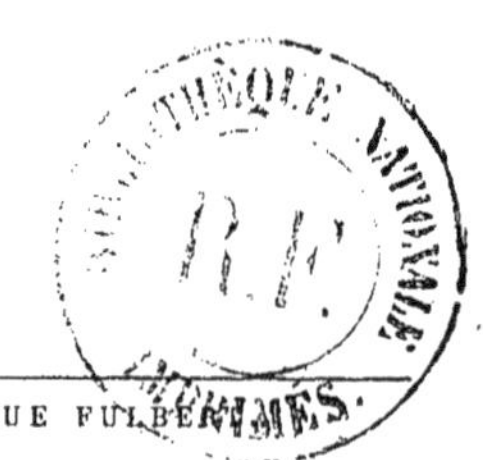

www.ingramcontent.com/pod-product-compliance
Ingram Content Group UK Ltd.
Pitfield, Milton Keynes, MK11 3LW, UK
UKHW020016080726
13614UKWH00003B/1400